Neurodermitis ade

Wenn Plan A nicht funktioniert,
dann gibt es immernoch 25 andere
Buchstaben im Alphabet...

Neurodermitis ade

Mein Weg zu einem neuen Leben ohne Hautausschlag

Marika Wendler

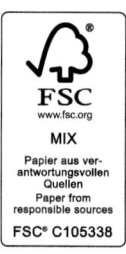

Bibliografische Information der Deutschen Nationalbibliothek: Die Deutsche Nationalbibliothek verzeichnet diese Publikation in der Deutschen Nationalbibliografie; detaillierte bibliografische Daten sind im Internet abrufbar über www.dnb.de

2. Auflage 2015

Alle Rechte vorbehalten.

© Marika Wendler 2015

Kein Teil dieser Veröffentlichung darf in irgendeiner Form oder mit irgendwelchen Mitteln, elektronisch, mechanisch, als Fotokopie oder sonstige ohne vorherige schriftliche Genehmigung reproduziert werden. Für Informationen über Exzerpte, Nachdrucke oder die Lizenzierung von Teilen dieses Buches ist die Autorin zu kontaktieren unter ekzemfrei@marika-wendler.de

Cover, Buchdesign, Text, Grafiken, Fotos: Marika Wendler

Herstellung und Verlag: BoD - Books on Demand, Norderstedt

ISBN 9783738618440

Obwohl alle Vorkehrungen bei der Vorbereitung dieses Buches getroffen wurden, übernimmt die Autorin keine Verantwortung für Fehler oder Auslassungen. Es wird auch keine Haftung übernommen für Schäden, die aus der Nutzung der hierin enthaltenen Informationen entstehen. Dieses Buch soll informieren und inspirieren. Es soll medizinischen Rat oder Behandlung nicht ersetzen. Im Zweifelsfall ist es sinnvoll, den Rat einer qualifizierten Fachperson einzuholen.

Inhaltsverzeichnis

Vorwort 2
„Ekzem ist unheilbar" 4
Die Macht der Haut 6
Die Kraft der Natur 12
Der Spiegel der Seele 18
Hautpflege – aber natürlich 26
Du bist wirklich was du isst 30
    Nena und Physik 31
    Die Folgen 32
    Der Regenbogen 35
    Bewusst essen 36
Leckerschmecker 40
    Grüner Saft 42
    Bananen-Schokolade-Snack 44
    Fruchtmus... 46
    Eiscreme 48
    Kokoskonfekt 50
    Augenschmaus 52
Echt stark 54
Ekzem ist durchaus heilbar 58
Dankeschön 60
Zur Autorin 62
Lies mal hier 64

Vorwort

Hallo liebe Leserin,
hallo lieber Leser,

ja, es ist tatsächlich möglich Neurodermitis loszuwerden, ich bin der lebendige Beweis dafür. Jahrzehntelang starrte ich im Spiegel auf unzählige Grinde, nässende Wunden, rot-fleckige Haut und traurige Augen. Das ist vorbei. Heute fühle ich mich rundum wohl in meiner Haut.
Dies gleich vorne weg: ich bin kein Arzt und habe keinerlei schulmedizinische Ausbildung. In diesem Buch beschreibe ich meine ganz persönliche Geschichte. Kein Mensch ist wie ein anderer und doch habe ich das starke Gefühl, dass das was mir geholfen hat Ekzem loszuwerden bei anderen Menschen ebenso helfen kann.
Meine gesamte Kindheit, Jugendzeit und der Beginn meines Erwachsenendaseins war geprägt und bestimmt durch den Zustand meiner Haut. Sollten meine Ausführungen auch nur einem Kind dabei helfen nicht durch dieselbe Hölle zu gehen, dann hat sich dieses Buch schon gelohnt.
Lass dich inspirieren und sei mutig auch mal andere Wege zu probieren! Ich wünsche viel Spaß beim Lesen und Betroffenen eine rundherum glatte Haut.

Marika

Noch eine Anmerkung zu den Fotos in diesem Buch: viele Bilder von meinen schlimmen Neurodermitis-Schüben gibt es nicht. In diesen Momenten habe ich mich nicht fotografieren lassen und wenn dann habe ich diese Fotos nicht aufgehoben. Ich schämte mich aufs Tiefste, ekelte mich vor z.B. meinem komplett entzündeten Bauch und wollte diese Erinnerung nicht für die Nachwelt festhalten. Auch heute noch zieht sich in mir alles zusammen beim Betrachten der alten Wunden.

„Ekzem ist unheilbar"

„Das hat Ihnen vielleicht noch kein Arzt gesagt, aber finden Sie sich damit ab: Neurodermitis ist eine unheilbare Krankheit, die Sie Ihr gesamtes Leben lang begleiten wird. Es wird nie besser werden und auch nie verschwinden. Keiner kann Ihnen da helfen, wir können nur die Symptome mildern."
- Zitat meiner damaligen Hautärztin. Auf der Rechnung stand dann so etwas wie „Beratungsleistung für die zukünftige Lebensplanung: 86 Euro".

Das war Ende 2009, ich war 28 Jahre alt und hatte mal wieder einen Neurodermitis-Schub. Dieses Mal ging es an meine absolute Schmerzgrenze: meine Haut war von Kopf bis Fuß dermaßen entzündet, dass meinem Körper die dringend benötigte Hautatmung nicht mehr möglich war. Fiebriger Schüttelfrost, stark juckende Bläschen auf Hand- und Fußflächen sowie heiße, trockene, ledrige Haut überall. Es gab keinen Quadratzentimeter an mir, der nicht rot entzündet war. Die Schmerzen waren permanent und so enorm, dass ich den Verstand kaum noch benutzen konnte.

Hoch dosierte Kortisontabletten hätten mir sofort Linderung verschaffen können, doch dieses Mal kam das für mich nicht in Frage. Hatte ich doch vor drei Monaten meine Tochter zur Welt gebracht und mir fest vorgenommen sie mindestens sechs Monate voll zu stillen.

Also Einweisung ins Krankenhaus und schulmedizinisch die Register gezogen: niedrig dosierte Kortisoncreme plus zinkhaltige Salbe plus massenweise Fettcreme plus UV-Bestrahlung. Nach drei Wochen war mein Zustand erträglich und ich konnte mit meinem Baby wieder nach Hause.

Die Macht der Haut

Was in Menschen mit Neurodermitis vorgeht, kann man sich von außen schwer vorstellen. Für mich fühlte es sich an wie in einem Käfig zu stecken, gefangen in dieser ewig juckenden, klebrigen, nässenden Haut. Für die ich mich unendlich schämte.
War ich unter anderen Kindern hatte ich immer das Gefühl, alle starren auf meine roten Stellen. Die vielen Grinde durchlöcherten mein Selbstwertgefühl. Oft schlief ich an den Händen bandagiert ein, damit ich mich nachts nicht so sehr kratzte. Zu der entzündeten Haut kamen dann später noch viele Allergien, Heuschnupfen und Asthma hinzu. Verzweifelt suchten meine Eltern nach Möglichkeiten meiner Haut zu helfen: wir gingen von Arzt zu Arzt, von Klinik zu Klinik, probierten unzählige Cremes, Salben, Spritzen, Tabletten und Tropfen.
Dreimal war ich zur Kinderkur, jeweils sechs Wochen lang, allein, das erste Mal mit fünf Jahren. Heute ist dies unvorstellbar, aber damals „war das halt so" dass die Eltern nicht mitkommen.
Im Kindergarten wollte kaum ein Kind mit dem „Mädchen mit den Flecken" spielen. In der Grundschule wurde ich von den anderen Kindern ignoriert wenn es ums Spielen ging. Sie riefen gern „Bäh die hat die Krätze!". Und natürlich war ich beim Sport immer die Letzte, die in eine Mannschaft gewählt wurde.
Im Gymnasium gab es dann Mobbing vom Feinsten, auch wenn es dieses Wort damals noch nicht gab. Meine Sachen wurden oft versteckt oder kaputt gemacht. Ich fühlte mich ausgegrenzt, hilflos, hässlich und vor allem ohnmächtig. Bei anderen Kindern kam Freude auf wenn eine Klassenfahrt anstand, bei mir die schiere Panik. Tag und Nacht diesem Piesacken ausgeliefert zu sein - der reinste Horror. Einmal wachte mit zusammengekehrtem Dreck im Bett auf, mein Gesicht mit Zahnpasta beschmiert und die Kinder ringsherum grinsten.
Mit der Zeit wurde so aus dem eigentlich fröhlichen, lus-

tigen und offenen Kind ein trauriges, ernstes, ängstliches, schüchternes und zurückgezogenes Mädchen, dem es schwerfiel vor anderen zu sprechen und Vertrauen in sich und andere Menschen zu setzen.

Der Zustand meiner Haut diktierte über mein Leben. Bei heftigen Schüben trug ich auch im heißesten Sommer lange Klamotten damit dieser Makel so gut wie möglich verdeckt blieb (was objektiv betrachtet natürlich Unsinn ist, genau dies fällt ja dann den Leuten auf und die Haut kann zudem nicht frei atmen).

Man fragte mich nicht „Wie geht es dir?" sondern „Was macht denn deine Haut?" Das ist wie wenn man sich ständig für die Situation von etwas Fremdem rechtfertigen muss. Jeden Tag war ich mit der Neurodermitis konfrontiert und irgendwann identifizierte ich mich mit dem Problem: ich war die Haut. Nur diese kaputte, hässliche, vernarbte, blasse Haut. „Glatt" wie ein Streuselkuchen. Jeden Tag konnte ich in der Wohnung eine Schaufel von meinem „Sand" zusammenkehren.

Ich fühlte mich so ohnmächtig und unendlich traurig. Auf meinem Wunschzettel an den Weihnachtsmann schrieb ich als Kind jedes Mal „eine neue zweite Haut bitte". Und genau diesen einen Wunsch hatte ich später bei jedem Jahreswechsel am Silvesterabend.

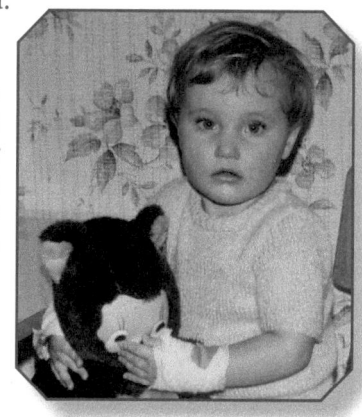

Hier eine Aufnahme aus dem Kindergarten, das Gesicht voller juckender Frieseln und die blutig gekratzten Hände bandagiert.

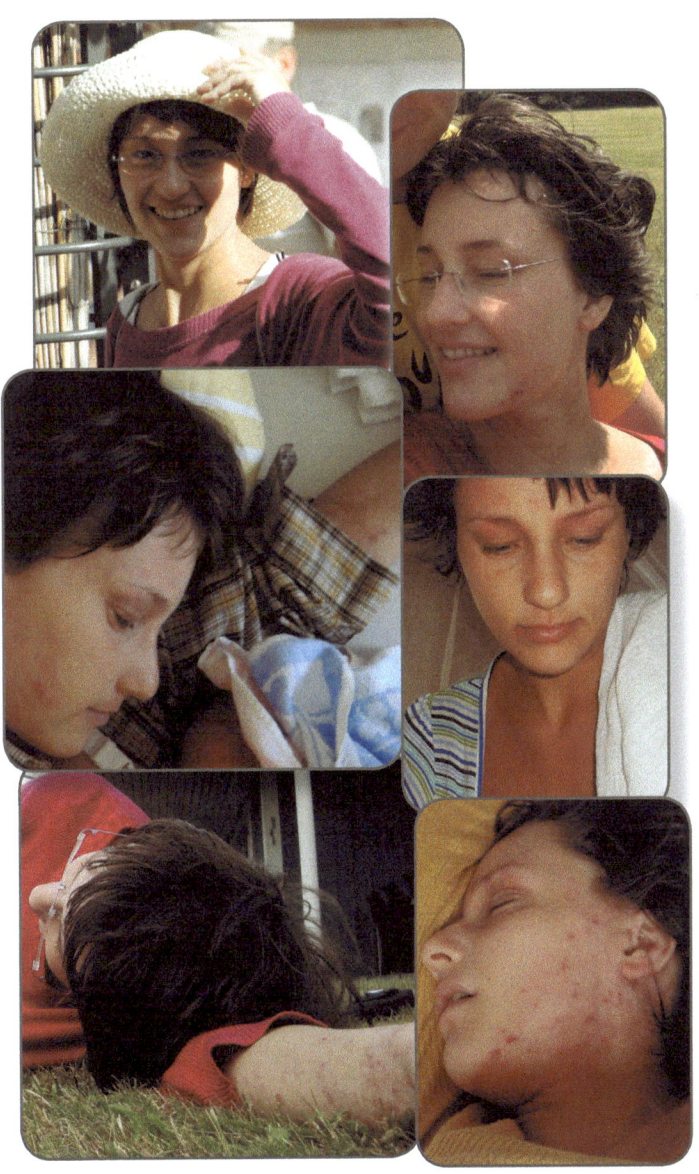

Wie schön, dass manche Wünsche in Erfüllung gehen: heute tippe ich diese Zeilen, völlig frei von Kratzattacken, nässenden Stellen und den brennenden Schmerzen. Meine Haut ist glatt und weich wie nie, juckt nicht mehr und hat eine wunderschöne Farbe.

Vor zwei Jahren noch entschied nicht meine Laune was ich aus dem Kleiderschrank nahm, sondern das Ausmaß an Ekzem – sind die Arme zu verstecken oder auch der Hals, sind die Kniebeugen wund oder nur die Füße? Heute gehe ich unbeschwert und frei atmend durch den Frühling. Ich freue mich auf die warmen Tage des Jahres und gehe kurzärmelig durch den Sommer. Das kann man sich als Außenstehender vielleicht nicht vorstellen, aber es fühlt sich unwahrscheinlich befreiend an sich genau die Anziehsachen auszuwählen, nach denen man sich gerade fühlt.

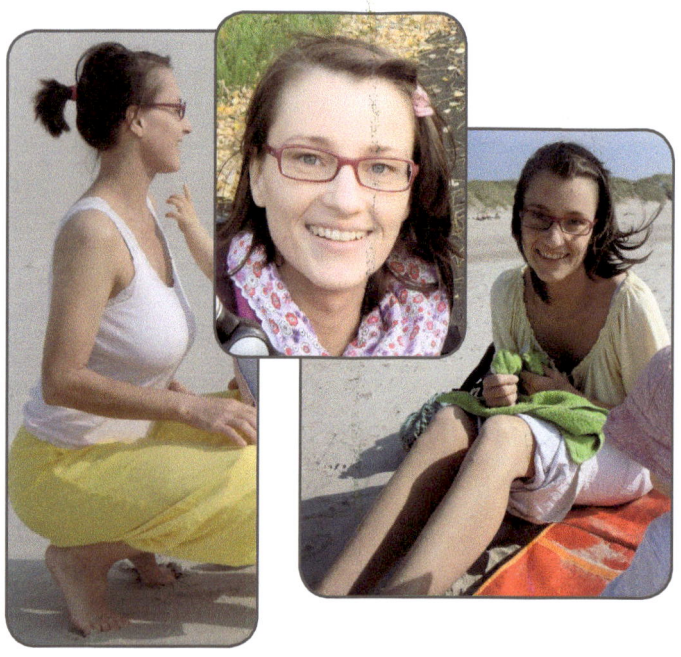

Was war passiert? Mir sind nach und nach mehrere Lichter aufgegangen...

Die Kraft der Natur

Alles fing damit an, dass meine einjährige Tochter nach der Eingewöhnungsphase in die Kindertagesstätte immer wieder krank wurde. Antibiotikum, Fiebersenker und alle anderen ärztlichen Maßnahmen brachten uns an den Punkt, dass sich Wasser hinter ihrem Trommelfell sammelte. Seit Wochen hustete sie wie ein Raucher, die Nase komplett verschnupft, die Augen entzündet. Irgendwann lag mein kleiner Schatz total geschwächt und wimmernd in meinen Armen und ich bekam ein weiteres Antibiotika-Rezept in die Hand gedrückt sowie eine Überweisung für die Klinik - dort sollten ihre Trommelfelle eingeschnitten werden. Ein kaltes Gefühl in der Bauchgegend signalisierte mir ganz deutlich, dass das keine Option war. Doch was sollte ich tun?
An diesem Tag ergab sich ein Gespräch mit einem Nachbarn, der mir von einer Heilpraktikerin im Dorf nebenan erzählte und wie diese seinem Sohn die heftigsten Fieberschübe mit kleinen Kügelchen kurierte. Wir hatten nichts zu verlieren und vereinbarten noch am selben Nachmittag einen Termin. Die Frau war mir auf Anhieb sehr sympathisch und nach einem langen Gespräch gab sie meiner Tochter drei winzige Globuli zum Lutschen und mir den Auftrag den Gesundheitszustand genau zu beobachten und eventuelle Änderungen zu berichten.
Am nächsten Morgen stand mein Kind auf, lachte mich an und schob fröhlich singend den leeren Wasserkasten durch die Wohnung. Halleluja! Mir war klar: egal wie diese Homöopathie wirkt, sie funktioniert für den Körper und das ganz sanft ohne Chemie und Nebenwirkungen. Von diesem Moment an war meine Tochter nicht mehr beim Kinderarzt, mal abgesehen natürlich von der alljährlich vorgeschriebenen Routineuntersuchung.
Auf meine Frage ob die natürlichen Globuli auch bei chronischen Krankheiten wie meiner Neurodermitis helfen können, meinte die Heilpraktikerin lächelnd: „Wissen Sie, es ist nie zu spät das Gleis zu wechseln." Oha, ein warmes Gefühl von Hoffnung machte sich in mir breit. Sie meinte, der

Genesungsprozess würde etwas dauern, je nachdem wieviel der Körper regenerieren muss und am Anfang brauche es Mut und großen Durchhaltewillen. Was sie damit meinte, verstand ich wenige Zeit später sehr gut: zuerst musste ich vom täglichen Kortison-Cremen wegkommen.

Was ich bis dato nicht wusste war, dass man auch von Salben abhängig sein konnte. Ich ging durch den Kortison-Entzug wie ein Alkoholiker dem der Schnaps gestrichen wurde. Beim ersten Anlauf hielt ich es gerade einmal 3 Tage ohne die Creme aus: Ich lag schmerzgebeutelt auf dem Sofa mit zittrigen Händen, die Haut überall knallrot, ledrig, heiß, wahnsinnig juckend und in meinem Kopf schrie es „Ich brauch die Salbe! Ich brauch die Salbe!!" Auch das stärkste Kratzen mit den Fingernägeln brachte keine Erleichterung, ich fühlte den Gegenschmerz nicht stark genug, der sich sonst beim Kratzen einstellt und von dem irren Jucken ablenkt. Aus Verzweiflung kratzte ich mit den Kanten einer Streichholzschachtel oder mit einem Lineal das gerade herumlag. Beim zweiten Anlauf kam ich knapp drei Wochen weit, beim dritten dann vier Monate. Und dann war Schluss mit Kortison, mein Körper verlangte nicht mehr danach.

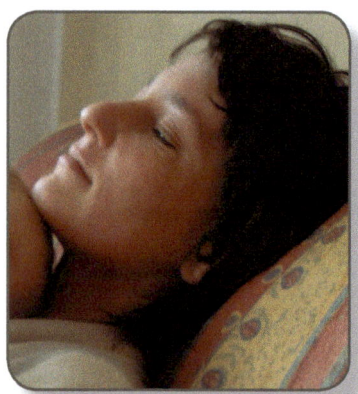

Während des Kortison-Entzugs, einfach nur fix und fertig

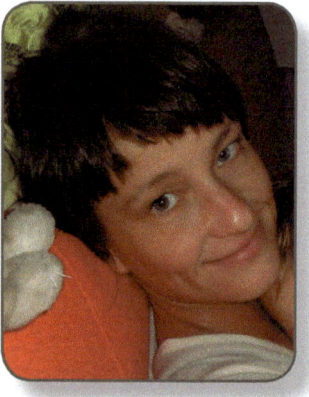

Drei Monate später - geschafft!!!

Im nächsten Schritt hieß es Fettcreme weglassen damit die Haut wieder frei atmen lernt und sich selbst reguliert. Zu diesem Zeitpunkt verbrauchte ich pro Woche etwa 1,5 kg Fettcreme, so dermaßen trocken war meine Haut. Früh morgens, am Abend und auch zwischendurch musste ich immer wieder den kompletten Körper damit einschmieren, denn nur damit war das Jucken der trockenen Haut auszuhalten. Bei der Apotheke bekam ich als Großabnehmerin einen Sonderstatus und durfte zu günstigeren Konditionen „shoppen". Der Entzug von der Fettcreme dauerte etwa ebenso lange wie der Kortison-Entzug, war aber nicht ganz so heftig.

Und dann war es da: dieses geniale Gefühl den Zustand der eigenen Gesundheit selbst in den Händen zu halten. Nicht mehr Monat für Monat Rezepte beim Arzt besorgen und zig Euros in der Apotheke lassen müssen. Mit der Zeit wurden meine Neurodermitis-Schübe weniger intensiv und kamen in immer längeren Abständen.

Mein Körper „arbeitete" jetzt nach und nach alle gespeicherten Blockaden ab und jedes Mal unterstützten mich die jeweiligen Globuli beim Genesen. Mein Vertrauen in Homöopathie als natürliche Medizin wuchs und ich begann die Schulmedizin und deren Meinungen zu hinterfragen:

> Wie kommt es eigentlich, dass Menschen nach schulmedizinischen Behandlungen nicht gesünder werden?
> Was machen die Arzneimittel eigentlich im Körper?
> Was benötigt der Körper um zu heilen?

In einer Umgebung, in der Mediziner als allwissend gelten, bedarf es oft viel Mut zu alternativen Methoden zu stehen. Oft heißt es „das liegt am Placebo-Effekt, nur weil du daran glaubst". So ein Unsinn, denn die Kügelchen halfen auch bei meiner einjährigen Tochter astrein und bauten ihr Immunsystem wieder zu voller Größe auf. Wir mussten nie wieder zu Antibiotika, Fiebersenkern oder Ähnlichem greifen. Und ich persönlich hatte den ultimativen Beweis, DASS es für mich funktioniert - ein Blick in den Spiegel genügte. Dort konnte ich zum ersten Mal die eigentliche Marika sehen: schön und stark.

Als ich mir eine Amalgam-Plombe im Backenzahn durch eine Füllung aus Keramik austauschen ließ, bekam ich daraufhin eine Amalgamvergiftung. Diese äußerte sich bei mir in heftigem Ekzem rund um die Kieferknochen, an Hals und Dekolleté. Dazu kamen offene, geschwollene Füße und Schienbeine. Die Haut war so entzündet, dass ich beide Fußgelenke nicht mehr bewegen konnte. Die Socken klebten an der nässenden Haut fest und die Füße hatte eine lila Färbung. Jeder Kontakt mit Wasser wurde zur Qual.

Zur Hochzeit meines Bruders ging ich in Birkenstockschuhen, es waren die einzigen Schuhe, in die ich meine geschwollenen Füße hineinbekam. Meine Haut war so ledrig im Gesicht und am Hals, dass alles spannte und es mich echt Kraft kostete für die Erinnerungsfotos zu lächeln. Die Fußgelenke hatte ich mit Küchenrollenpapier umwickelt, damit die weißen Strümpfe nicht durchnässten. Hilfe, wo waren meine Knöchel hin?

Meine Heilpraktikerin erklärte, dass Schwermetalle meist in Händen und Füßen gespeichert werden und mein Körper versuche gerade diese Stellen „sauber zu waschen". Es gebe genau eine Sache, die es vermag Schwermetalle zu binden und aus dem Körper abzuführen: eine kleine Süßwasseralge namens Chlorella. Ich nahm dieses grüne zu Tabletten gepresste Pulver sowie entsprechende Globuli, die beim Metall-Entgiften unterstützen. Nach weniger als zwei Wochen war meine Haut komplett wieder hergestellt.

Eine meiner Kolleginnen konnte diese schnelle Heilung kaum glauben: sie hatte einen Bekannten der sich mit dieser Art von Vergiftung schon seit 10 (!) Jahren herumquält. Er habe bereits diverse Ärzte konsultiert, viele Medikamen-

te ausprobiert und nichts davon helfe. Die Einschränkungen, die er im täglichen beruflichen und privaten Umfeld hat, kann man sich kaum vorstellen.
Ein Hoch auf die Natur - die Wirkungen von Chlorella sind wirklich erstaunlich: es fördert die Entgiftung im gesamten Organismus, leitet Toxine und Schwermetalle aus, wirkt blutreinigend, macht basisch, regt die Verdauung an, hilft beim Aufbau einer gesunden Darmflora und stärkt das Immunsystem. Dadurch ist Chlorella besonders gut für Allergiker, sportlich Aktive, Raucher, Kaffeetrinker und energielose Menschen.

Die Erfolgserlebnisse mit der Homöopathie flickten die Löcher in meinem Selbstwertgefühl und geben mir sehr viel Kraft. Ich verstand, dass unser Körper bereits alle Mittel und alles Wissen in sich trägt um sich selbst zu heilen. Man muss ihm nur die Chance geben es zu tun. Endlich, endlich konnte ich das Leben so genießen wie es sein sollte: unbeschwert. Ich hatte zwar noch ab und zu Ekzem-Schübe, allerdings wesentlich sanfter und seltener als zuvor.

Der Spiegel der Seele

Durch das Thema Homöopathie begann ich zu begreifen, dass alles in uns und um uns herum zusammenhängt. Ich verschlang die Vorträge von Robert Betz und die Bücher von Ruediger Dahlke. Ihren Beschreibungen nach spiegelt das Oben immer das Unten wider bzw. das Innen immer das Außen. Dinge, die uns (meist unbewusst) auf der Seele brennen verlagern sich in den Körper um dort als offensichtliches Warnsignal besser wahrgenommen zu werden. Um zu sagen „Schau mich genau an, ich bin hier und das hat einen Grund. Kümmer dich jetzt bitte um mich, es ist wirklich wichtig. Ich werde solange verweilen bis das geklärt ist." Nicht umsonst gibt es das Sprichwort: „Die Haut ist der Spiegel der Seele".

Ich begann nachzuforschen: wann genau fingen bei mir eigentlich die Symptome Jucken und Hautausschlag an? Meine Eltern befanden sich mitten im Studium als ich geboren wurde. Meine Mama stillte mich drei Monate voll, dann ging das neue Semester wieder los und ich kam für die Zeit der Vorlesungen in eine Kinderbetreuung. Von jetzt auf gleich wurde ich abgestillt, etwa zeitgleich wurde bei mir mit dem Impfen begonnen. Im Alter von etwas mehr als drei Monaten hatte ich die ersten roten Frieseln im Gesicht, kurze Zeit darauf Entzündungen am ganzen Körper.

Um in den Worten Dahlkes zu sprechen akzeptierte ich die plötzliche Barriere zwischen mir und meiner Mama nicht. Ich kratzte mich auf um die grenzenlose Einheit des Anfangs zu spüren und meiner Mama wieder unmittelbar nahe zu sein. Dahlke beschreibt es in seinem Buch „Krankheit als Sprache der Kinderseele" wie folgt:

„Die Haut der Kleinen schreit förmlich danach auszuschlagen und sich zu öffnen. Sie juckt und zeigt, wie groß das Bedürfnis ist die eigenen Grenzen zu öffnen und herauszulassen was aus der eigenen Innenwelt herausdrängt.
Betroffene Kinder müssen lernen, im übertragenen

Sinne auszuschlagen sowie sich auf erlösteren Wegen in den Mittelpunkt zu bringen und Zuwendung zu erlangen.
Für Säuglinge und Kleinkinder ist das sehr schwer.
Hier können sich die Eltern fragen, ob sie ihren Kindern diese Aufgabe nicht abnehmen sollten, denn je kleiner, desto eher sind Kinder ihr Spiegel."

Die Kinder als Spiegel der Eltern? Ja, genau das. Vor allem in den ersten Lebensjahren. Heute weiß ich, dass es damals bei meinen Eltern eine Fülle von seelischen Verletzungen und schwelenden Konflikten gab - was wahrscheinlich auch mit dazu führte, dass meine Haut die ganze Zeit so verletzt war und wahnsinnig juckte.

Mein Körper versuchte aber auch emotionale und physische Zuwendung von meinen Eltern zu erzwingen: immer wieder musste ich gecremt und durch Streicheln beruhigt werden. Symptome wie Hautausschläge erzwingen eine unglaubliche Zuwendung und Nähe der Eltern.

Darum verstehe ich, weshalb die drei Kuren im Kindesalter nicht zum Heilungserfolg führen konnten: war ich doch jeweils sechs Wochen komplett auf mich gestellt, allein unter Fremden, getrennt von Mama und Papa, ohne die Möglichkeit liebevoll in den Arm genommen und gehalten werden zu können. Wieder daheim klebte ich förmlich an meinen Eltern, aus Angst erneut getrennt zu werden. Nicht mal den Müll konnte meine Mama zu den Containern auf der gegenüberliegenden Straßenseite bringen, ohne dass ich in der Wohnung Zustände bekam: heulend und zitternd stand ich auf einem Stuhl am Fenster.

Meiner Meinung nach kann man als Eltern eines betroffenen Kindes folgendes tun um zu helfen:
- Sich ehrlich fragen, welche (seelischen) Verletzungen das Kind durch den Hautausschlag für einen austrägt, sich diese Wunden bewusst machen und lösen.

- So viel wie möglich lebendige Zeit mit dem Kind verbringen, emotional Nähe geben, liebevoll Aufmerksamkeit zeigen.
- Ganz wichtig ist es Hautausschläge (die ja nur die Symptome sind und nicht die Ursache) nicht zu unterdrücken mit Kortison oder Zinksalben, da sich das Problem sonst auf eine tiefere Ebene verlagert (z.B. auf die Bronchien mit der Folge Asthma).
- Mit sanften und natürlichen Mitteln die Symptome begleiten und die Heilung unterstützen (z.B. innerlich Homöopathie und äußerlich Calendula-Salbe, Rosenhydrolat).
- So lange wie möglich stillen stärkt das Immunsystem des Kindes und es kann sich zwischen Kind und Mutter leichter eine tiefe Bindung entwickeln (durch den vermehrten Hautkontakt wird das Bindungshormon verstärkt gebildet).
- Für ein stabiles soziales und familiäres Umfeld sorgen. Die Kinder zu selbstbewussten, konfliktbereiten und unabhängigen Menschen erziehen, die ihrer Umwelt mutig begegnen können.

Und was kann man als Betroffener selbst tun?
- Sich fragen, welche (seelischen) Verletzungen die Haut zum Ausdruck bringt, herausfinden warum man am liebsten aus der Haut fahren möchte, sich diese Wunden bewusst machen.
- Sich seines Selbstwerts erinnern, mutige Schritte gehen, sich Konflikten stellen, „die heißen Eisen anfassen" damit die Haut nicht länger brennen muss.
- So viel Zeit wie möglich mit Menschen verbringen, die einem gut tun, denen man sich emotional öffnen kann, die Aufmerksamkeit / Geborgenheit geben: gehe dort-

hin wo du gehalten und geliebt wirst, damit du (dich selbst) halten und lieben kannst.

- Auch hier ganz wichtig: Hautausschläge nicht unterdrücken sondern mit sanften und natürlichen Mitteln Symptome begleiten und die Heilung unterstützen.
- Die „6 Ärzte der Natur" nutzen: viel <u>Wasser</u> trinken, immer wieder Aufenthalt an frischer <u>Luft</u>, für Zeiten der <u>Entspannung</u> sorgen, im <u>Sonnenschein</u> baden, seinem Körper <u>Bewegung</u> gönnen und gute <u>Ernährung</u> (dazu später mehr).

Ich begann also im Alter von 30 Jahren herauszufinden was genau „mich juckt" und mir „auf der Seele brennt". Ich fing an die kleinen und großen Konflikte in meinem Alltag bewusst wahrzunehmen um sie dann beherzt anzugehen. Damit musste sie mein Körper nicht länger für mich austragen.

Die verletzenden Ohnmachts-Gefühle aus der Kindheit holte ich mir ins Herz zurück und durchlebte sie noch einmal, aber dieses Mal bewusst und gestärkt. Dabei wurde mir klar, wieviel Aggression sich über die Jahre in mir aufgestaut hatte. Das ständige Kratzen als Aggression an mir selbst war wie eine Art Ventil für meine Seele: negative Emotionen wie Wut, Angst, Verzweiflung und Trauer schluckte ich bisher brav runter.

Diesen schweren Klumpen in meinem Bauch galt es nun aufzulösen. Wie geht das? Mit viel Mitgefühl. Sich in einem Moment der Ruhe hinsetzen oder hinlegen und sich dann so ein negatives Gefühl vornehmen:

1. Spüren wo genau im Körper das Gefühl sitzt (z.B. Hals, Bauch oder Herz) und wie es sich anfühlt (eng, brennend, leer oder laut …).

2. Was ist die früheste Erinnerung aus der Kindheit an dieses Gefühl? Sich diese Situation vor Augen holen und

ohne zu bewerten ansehen, dabei die ganze Wucht und Größe noch einmal spüren.

3. Dem eigenen „inneren Kind" sagen, dass es völlig angemessen und richtig war so zu fühlen, denn jede Empfindung ist in Ordnung, egal wie krass sie ist.

Es gibt keine unwahren oder falschen Gefühle. Aggression zum Beispiel ist an sich nichts Negatives, sie braucht nur entsprechende Ventile. In Kraft umgewandelt kann man damit tolle Sachen schaffen. Gefühle müssen unbedingt gespürt und angenommen werden, sowohl die positiven als auch die negativen. Der Kopf kann zwar versuchen diese Gefühle zu ignorieren oder wegzudrücken, aber der Körper kann das nicht. Jedes runtergeschluckte Gefühl bleibt so lange „hängen" bis es endlich vom Herzen her angenommen und damit geheilt wird. Werden Emotionen immer wieder verdrängt, manifestieren sie sich langfristig im Körper als Krankheitssymptom. Eine detaillierte Übersicht über alle Krankheitsbilder, deren Ursachen und Lösungen gibt es in Dahlkes Buch „Krankheit als Symbol".

Meine Symptome sah ich jetzt nicht länger als Last an, sondern als helfenden Hinweis von meiner Seele. Mein Körper kann ja im Außen nur das zeigen, was im tiefsten Inneren los ist. Ich spürte, dass ich da einiges an Arbeit vor mir hatte, denn mein inneres Kind schleppte einen dicken Koffer an unterdrückten Gefühlen mit sich herum. Ich nahm mir Zeit um den Inhalt des Koffers anzusehen. Je mehr man aus dem Koffer holt und einfach-da-sein-lässt, desto weniger seelisches Gepäck schleppt man rum. So können seelische Verletzungen geheilt werden und damit auch die Haut. Die ersten Schritte beim Kofferauspacken fühlen sich gruselig an, immerhin öffnet man dann genau die Türen, die man peinlichst genau immer wieder zuschloss. Dahinter ist genau das, was man nicht sehen wollte / verdrängt hat. Nach den ersten Türen weiß man dann, dass da keine Monster auf einen warten, sondern dass da dein eigenes verletztes inneres Kind sitzt und freudig darauf wartet endlich angenommen zu werden. Dieses Annehmen und Akzeptieren tut unwahrscheinlich gut. Ich krieg Gänsehaut wenn ich nur darüber schreibe... Das Selbstwertgefühl wächst und man söhnt sich so mit seiner Vergangenheit aus ohne sie schön zu reden.

Wenn du selbst Kinder hast, hilf ihnen mit Gefühlen umzugehen. Auch wenn es anfangs schwerfällt: lass sie das jeweilige Gefühl komplett durchleben. Dein Kind bekommt im Laden nicht was es will und fängt laut an zu schreien? Versuche <u>nicht</u> es aus seiner emotionalen Sackgasse zu retten, indem du direkt seiner Forderung nachgibst oder beginnst zu verhandeln, frei nach dem Motto „Wenn du jetzt mit dem Theater aufhörst, darfst du dies-und-das".
Wir ertragen den Anblick eines weinenden Kindes nur schwer, weil es uns automatisch an traurige Situationen erinnert, die wir selbst als Kind erlebten und wir uns mit dieser (unserer eigenen) Traurigkeit konfrontiert fühlen.
Gehe auf Augenhöhe zu deinem Kind und erkläre, dass es okay ist sich so zu fühlen. Dass du selbst dieses Gefühl als Kind auch hattest als dir das-und-das passierte. Dass es sich damals für dich so-und-so anfühlte. Dein Kind lernt so, dass seine Emotionen normal sind und dass es selbst völlig in Ordnung ist.
Jedes „Stell dich nicht so an, es gibt keinen Grund zum Heulen" vermittelt dem Kind, dass das was sein kleiner Körper da fühlt irgendwie nicht okay ist und ergo irgendetwas mit ihm nicht stimmen kann. Wenn aber dein Kind Wut, Trauer, Ohnmacht etc. fühlen darf und gemeinsam mit dir diese Situationen durchsteht, wird es emotional gestärkt durch sein Erwachsenenleben gehen und ein gesundes Selbstbewusstsein aufbauen können.

Im Übrigen prophezeiten mir Schulmediziner immer wieder, dass meine Kinder ebenso stark mit Neurodermitis zu kämpfen haben werden wie ich. Ekzem sei laut wissenschaftlichen Studien stark vererbbar. Soweit die Theorie. Die Realität sieht anders aus: obwohl meine Tochter die ganzen vorbelasteten Gene mitbekam, hat sie überhaupt keine Hautprobleme. Es hängt eben nicht von der Erbmasse ab ob jemand Neurodermitis entwickelt. Umfeld und Verhalten dem Kind gegenüber spielen meiner Meinung nach die Hauptrollen.

Hautpflege - aber natürlich

Das Thema Haut und Kinder bringt mich zum Stichwort Hautpflege. Freilich achte ich gerade durch meine Vorgeschichte sehr darauf was auf die Haut meines Kindes kommt. Da alles, was man von außen salbt und cremt irgendwann innen im Körper landet, lautet meine Devise: Was man nicht auf den Löffel geben und essen möchte, sollte man sich auch nicht auf die Haut bzw. Haare schmieren. Fast alle Inhaltsstoffe der populären Shampoo-, Creme-, Zahnpasta- und Sonnenschutzprodukte sind synthetisch hergestellt und kaum aussprechbar. Schau dir mal spaßeshalber das Kleingedruckte auf der Rückseite einer Sonnencreme an. Hier als Beispiel die Zutatenliste einer deutschlandweit bekannten Sorte:

Ubidecarenon, Avobenzon, Octisalat, Stearalkoniumhectorit, Alkyl benzoat (C12-15), Diisopropyladipat, Bemotrizinol, Ascorbinsäure tetraisopalmitat, mittelkettige Triglyceride, Butan-1,3-diol, Octocrilen, Traubenkern-Extrakt, DL-alpha-Tocopherol acetat, Glycerol, 4-Methyl-1,3-dioxolan-2-on, hochdisperses Siliciumdioxid, Glycin, Nitrilotriessigsäure, Trinatriumsalz, 2-(4-Diethylamino-2-hydroxybenzoyl)benzoesäurehexylester, Polyglycerol-4 Diisostearat/Polyhydroxystearat/Sebacat, getrocknetes Magnesiumsulfat, gereinigtes Wasser, wasserfreie Citronensäure, Lecithin, Dimeticon, Titandioxid, DL-alpha-Tocopherol, gebleichtes Wachs, Ethanol

Zum Glück gibt es heutzutage viele Möglichkeiten seinen Körper mit rein natürlichen Zutaten zu pflegen. Falls überhaupt nötig, dann benutzen wir Produkte der Serie „Ingeborg Stadelmann" von der Bahnhof Apotheke in Kempten. Unser Sonnenöl hat folgende Zutaten:

Karottensamen, Linaloefrucht, Linaloholz, Rosenholz, Sesamöl, Walnussöl, Weizenkeimöl, Jojobawachs

Mehr braucht es nicht um seinen Körper vor der Sonne zu schützen.

„Und was ist mit dem Lichtschutzfaktor?" wirst du vielleicht wissen wollen. Hinterfrage auch hier was genau diese Ziffer aussagt: Wenn z.B. an einem heißen Tag ein 20-minütiger Aufenthalt in der Sonne unbedenklich ist, dann erhöht das Produkt mit einem Lichtschutzfaktor 2 diese Zeit um das Doppelte. Das oben genannte Sonnenöl hat Lichtschutzfaktor 3-4, erhöht die sorglos-in-der-Sonne-aufhalten-Zeitspanne also auf 60-80 Minuten. Danach sollte man sich eine Pause im Schatten gönnen. Meiner Meinung nach ist dieser Schutz völlig ausreichend.

In der Kindertagesstätte meiner Tochter sehe ich viele Eltern, die Sonnencreme mit Lichtschutzfaktor 50+ für ihre Kinder mitgeben. Diese Creme erhöht die erträgliche Sonnenzeit auf über 1.000 Minuten - mal ehrlich: welches Kind hält sich 16 Stunden am Stück in der Sonne auf?

Und schaden Stoffe wie Polyhydroxystearat und Bemotrizinol nicht doch eventuell mehr als sie nützen? Wieso ist die Hautkrebsrate in genau den Ländern extrem hoch, in denen viel synthetische Sonnencreme geschmiert wird? Weil die Creme eben nicht oben auf der Haut liegen bleibt sondern alle Inhaltsstoffe in die tieferen Hautschichten einziehen und dort dann quasi festgebrannt werden.

Die Sonne ist nicht der Feind des Menschen, sondern ein Freund. Viele Stoffwechselvorgänge könnten ohne Sonnenlicht gar nicht stattfinden. Vitamin D wird vom Körper selbst am besten gebildet, wenn man sich regelmäßig im Freien aufhält. Wie bei allen anderen Säugetieren unseres Planeten sind auch unsere menschlichen Körper durchaus in der Lage sich die allermeiste Zeit des Tages draußen aufzuhalten.

Als eines der vielen natürlichen Körperpflegemittel sei Kokosöl genannt. Ich spreche hier von reinem kalt gepressten, nativen Kokosöl, welches sowohl von außen auf die Haut als auch von innen als Nahrungsmittel angewendet werden kann. Kokosöl mildert das Jucken der Haut und macht trockene Haut wieder schön geschmeidig.

Es unterstützt die Wundheilung und kleinere Hautausschläge können so geheilt werden. Vollgepackt mit Antioxidantien verlangsamt es den Alterungsprozess der Haut. Es ist auch als Massageöl prima geeignet. So nebenbei ist es noch keimtötend, entgiftend, verdauungsfördernd und unterstützt das Immunsystem. Kokosöl wirkt regulierend auf unsere Körperfette und Blutzuckerwerte, soll heißen es kurbelt den Stoffwechsel an und erleichtert das Abnehmen. Als Zahnpasta verwendet hält es aufgrund seiner antimikrobiellen, antiviralen und antimykotischen Eigenschaften die Zähne sauber und das Zahnfleisch gesund. Zusammen mit Kokosöl können Magnesium und Kalzium vom Körper besser aufgenommen werden, was den Knochenaufbau unterstützt. Die Liste an tollen Eigenschaften dieses unscheinbaren Naturproduktes ist noch länger, die Recherche lohnt sich.

Du bist wirklich was du isst

Was passierte dann in meinem Leben? Eine zweite Schwangerschaft mit einer Geburt im Spätsommer 2012.
Im Gegensatz zum ersten Mal gab es jetzt keine regelmäßigen Schlaf- und Trinkzeiten. Der große Schlafmangel führte dazu, dass ich mich Ende des Jahres völlig ausgelaugt fühlte, kaum Energie hatte und meine Haut sich wieder etwas mehr meldete.

Nena und Physik
Ich suchte im Internet nach Möglichkeiten meinem Körper mehr Kraft zu geben und blieb irgendwann bei einem Video hängen, in dem die Sängerin Nena ihre Energiequellen beschrieb. Es ging um fünf Tibeter, viel lachen und um massenweise Obst und Gemüse. Der Begriff „Rohkost" fiel und als erstes dachte ich „och nee, nur Äpfel und Möhren, das ist nix für mich".
Dann sah ich mir Videos von Menschen an, die sich hauptsächlich oder ausschließlich von Rohkost ernähren. Rohkost sind alle Lebensmittel, die auf nicht mehr als 42°C erhitzt werden. Dies ist die Temperatur bei der Eiweiße dehydrieren und sozusagen kaputtgehen. Alle wichtigen Stoffe in Lebensmitteln bestehen aus Eiweiß (z.B. Vitamine und die für unsere Verdauung so wichtigen Enzyme). Man möchte also so frisch wie möglich essen und die Lebensenergie in den LEBENsmittel soweit wie möglich drinnen lassen. Nach dem Leitspruch „Wer viel Totes isst fühlt sich nach und nach tot, wer viel Lebendiges isst fühlt sich auch lebendig." Sozusagen die praktische Umsetzung des Energieerhaltungssatzes aus der Physik.
All diese Rohköstler berichteten unabhängig voneinander, dass man plötzlich viel mehr Energie hat, sich leichter fühlt und einfach nicht mehr krank ist. Hm, das wollte ich mal ausprobieren.
Im Frühling 2013 ersetzte ich die erste Mahlzeit des Tages durch Früchte. Statt meines Dinkelmüslis mit Milch aß ich eine Riesenportion Mangos, Bananen, Blaubeeren oder

andere reife Früchte. Der Effekt stellte sich sofort ein: ich war abends nicht schon um 19 Uhr erschöpft, sondern erst drei Stunden später. Ein paar Wochen später ersetzte ich die letzte Mahlzeit des Tages durch einen großen bunten Salat. Und wieder gab es eine deutliche Verbesserung in meinem Energiehaushalt: das Stillen in der Nacht machte mir nichts mehr aus, ich fühlte mich früh viel frischer als sonst und hatte wieder Lust kreativ zu sein. Es ging mir mit der Umstellung meiner Ernährung so gut, dass ich einige Zeit später auch alle anderen Mahlzeiten des Tages so roh wie möglich hielt.

Die Folgen
Mal abgesehen von dem Mehr an Kraft gab es bei mir noch viele andere körperlichen „Nebenwirkungen":

+ mehr und reichhaltigere Milch zum Stillen meiner Tochter

+ mehr, stärkere, glänzende und schneller wachsende Haare

+ mehr Beweglichkeit in allen Gelenken

+ eine tolle Figur, die Proportionen genau da wo sie sein sollen

+ nicht mehr krank: erst jetzt fiel mir auf, wie oft Menschen um mich herum erkältet sind oder häufig Magen-Darm-Probleme haben; ich kann da nicht mehr mitreden

+ weniger allergieanfällig: wo ich früher auf minimalste Spuren von Nüssen hochallergisch reagierte sind die Wirkungen nun nicht mehr so krass, die Allergie gegen Kokosnuss ist komplett weg, ebenso der Heuschnupfen

+ Letzter und wichtigster Punkt für mich: eine tolle Hautfarbe, glatte und weiche Haut selbst an den vernarbten Stellen, so gut wie keine Ekzem-Schübe mehr und wenn dann nur noch an den Fingern oder am Hals

Dazu kamen zahlreiche innere „Nebenwirkungen":

+ ich fühlte mich viel ruhiger und friedlich, ich fing an vom Herzen her eine Verbindung zu allem zu spüren was um mich herum ist

+ in meinen Gedanken wurde ich klarer und konnte konzentrierter arbeiten

+ ich fühlte mich viel öfter einfach so fröhlich und glücklich, manchmal direkt berauscht vor lauter Liebe in mir drin, vor allem nach meinem Bananen-Schoko-Snack (siehe Seite 44)

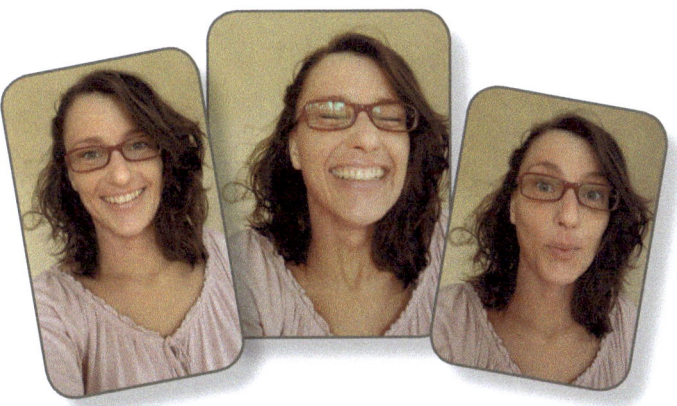

So in etwa fühlt sich ein Rohkost-Energie-Flash an

+ ich konnte meinen Körper viel genauer wahrnehmen und fühlen was er gerade braucht: wenn ich durstig bin trinke ich und wenn ich hungrig bin esse ich

+ ich lebte bewusster und das nicht nur was das Essen betrifft, sondern auch in allen anderen Bereichen des Lebens: ich gehe mutige Schritte bei Arbeit, Beziehung, Kinder, Freunde, Umwelt, etc.

+ ich hinterfragte Sachen „die schon immer so" waren und öffnete mich für neue Denkweisen und Ideen

Bis zum Zeitpunkt dieser Umstellung dachte immer, dass ich bereits ziemlich gesund esse. Ich aß kein Fast Food oder sehr fettiges Essen, trank keinen Alkohol, aß „ausgewogen" Milch, Käse, Vollkornbrot, Wurst, Eier und manchmal etwas Süßes. Ich verstehe jetzt, dass da nicht wirklich was dabei war was mein Körper gut verwerten konnte. Ich aß massenweise leere Kalorien, also Lebensmittel in denen zwar Kohlenhydrate, Eiweiße und Fette drin waren aber kaum Nährwerte. Hier ein Vergleich: ein Hamburger mit vielen Kalorien aber null Nährwerten versus ein bunter Salat mit einer Palette von Nährwerten aber wenig Kalorien.
Und genau darum geht es: bekommt der Körper die Nährwerte die er braucht, so kann er diese Stoffe direkt in Energie umsetzen. Bekommt er viel schwer Verdauliches oder leere Kalorien, so muss die meiste Energie im Darm bei der Verdauung eingesetzt werden anstelle zum Heilen von Körperzellen. Heute kenne ich dieses Müdigkeitsgefühl nach dem Essen nicht mehr, im Gegenteil: es ist wie wenn sich die Batterien frisch aufgeladen haben. Nach dem Essen bin ich lange satt und innerlich sehr zufrieden. Früher hatte ich schon kurz nach dem Mittagessen wieder Hunger. Manchmal habe ich so viel Energie „übrig", dass ich innerlich fast platze vor Glücksgefühlen und die Laune sich beinahe überschlägt. So etwas in der Art wäre mir vor wenigen Jahren nie im Leben passiert!
Welche Kraft ein rohköstlicher Lebensstil hat wurde mir bewusst, als ich die Erfahrungsberichte anderer Menschen las. So ziemlich jede Zivilisationskrankheit konnte bereits damit geheilt werden, sei es Fettsucht, Diabetes, Krebs, Bluthochdruck oder Depressionen. Bitte nimm solche Diagnosen nicht ohnmächtig hin und schlucke die schulmedizinischen Pillen. Suche nach alternativen Möglichkeiten, denn es gibt sie und sie haben umwerfende Erfolge. Zum

Beispiel beim Hippocrates Health Institute in Florida. Dort wird Betroffenen unter ärztlicher Aufsicht mit ausschließlich natürlichen Mitteln ganzheitlich geholfen. Kuriert werden nicht die Symphtome, sondern deren Ursachen. Das Institut publiziert regelmäßig die Zeitschrift „Healing our World", die du kostenlos beziehen kannst. Ich empfehle auch den witzigen Dokumentarfilm „Sick, Fat and Nearly Dead", dort geht es um die Heilung von Fettleibigkeit und die damit verbundenen körperlichen Veränderungen.

Der Regenbogen
Natürlich reicht es nicht aus, am Tag 40 Bananen zu essen. Rohköstler sagen „den Regenbogen essen", soll heißen von jeder Farbe etwas. Je bunter das Essen, desto bunter (im Sinne von glücklich) fühlt man sich.

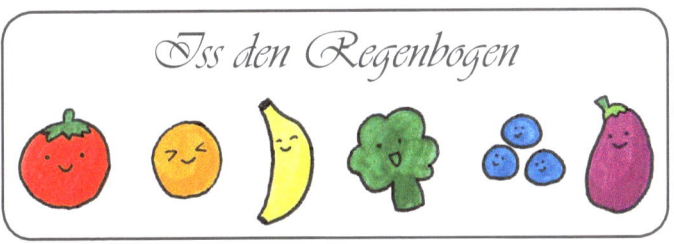

Oft wird die Farbe Grün unterschätzt. Grün ist lebenswichtig, alles was grün ist enthält Chlorophyll und dieser Stoff ist der Träger der Sonnenenergie. Je dunkelgrüner umso besser.
Nicht nur Spinat, Grünkohl und Kopfsalat sind grün, sondern auch und vor allem alle Wildkräuter. Oft als „Unkraut" abgetan und mit viel Gift bekämpft, bieten sie eine Kraftquelle, die viele auf künstlichen Böden heranwachsende Pflanzen nicht haben. Löwenzahn hat so viel Power, dass er selbst durch harten Asphalt durchbricht. Und egal wieviel Chemie auf die Wiesen geschüttet wird, Nesseln und Giersch schaffen es immer wieder sich zu zeigen. Und das ist gut so! Schau mal nach, welche heilende Wirkung jedes

dieser Wildkräuter hat, du wirst staunen. Löwenzahn zum Beispiel ist reich an Vitaminen, Kalzium, Magnesium, Eisen, Kalium, Schwefel und vieles mehr. Er ist blutreinigend, verdauungsfördernd und schmerzlindernd. Und das Beste: diese Pflanzen trotzen jedem Wetter, benötigen keinerlei Pflege und kosten absolut gar nichts. Seitdem wir das wissen, lassen wir auf unserer Wiese hinter dem Haus Wildkräuterinseln stehen und können täglich frisches Grün für unseren grünen Saft pflücken.

Was man aus diesem farbenfrohen Regenbogen alles zaubern kann vermitteln längst diverse Rohkost-Rezeptbücher. Ob Süßes, Herzhaftes, Knuspriges, Einfaches oder Gourmet-Küche ... aus Rohkost kann man so viel herstellen, inklusive Brot, Suppen, Schokolade, Chips und Cracker. Das alles und vieles mehr kann man natürlich auch bequem online bestellen - ich beziehe Leckerlies von lifefood.de oder raw-living.de

Eines der unzähligen Vorteile von Rohkost ist, dass man davon so viel essen kann bis man völlig satt und zufrieden ist. Ganz ohne schlechtes Gewissen. Wenn meine Kinder Appetit auf Schokolade haben, dann dürfen sie die ganze rohköstliche Tafel essen, denn jede einzelne Zutat bringt ihnen ausschließlich Energie. Diese Schokolade schmeckt sowas von lecker, schmilzt auf der Zunge, kurbelt die Produktion von Glückshormonen an und macht weder krank noch dick.

Bewusst essen
Was spricht eigentlich dagegen hauptsächlich gesunde Sachen zu essen? Vielleicht die Sorge, dass man davon nicht satt werden könnte. Und was ist denn eigentlich gesund? Wir Menschen scheinen irgendwie die einzige Spezies auf diesem Planeten zu sein, die nicht intuitiv fühlt welches Essen für uns natürlich und richtig ist...

Also was ist gesund für uns Menschen? Diese Antwort ist erstaunlich einfach: Alles was man in großen Mengen bedenkenlos einem Kleinkind geben würde: 3 Äpfel? Na klar.

3 Schnitzel? Hm, glaube nicht. Eine Schüssel voll Gurken? Geht gut! Eine Schüssel voll Eier? Lieber nicht. 7 dicke Scheiben Melone? Supi! 7 dicke Scheiben Brot? Weiß nicht so recht. Ein Berg Blattsalat? Toll! Ein Berg Kuchen? Um Himmels Willen nein!

Dieses bejahende bzw. zweifelnde Gefühl sendet unser Körper ganz intuitiv und sollte viel mehr Beachtung finden. Es zeigt uns schonungslos ehrlich was wirklich gesund und richtig für unseren Körper ist: läuft dir beim Anblick eines Schafes das Wasser im Mund zusammen oder beim Anblick einer Schale frischer Erdbeeren? Alles, was in Massen ungesund ist, kann auch in kleinen Mengen nicht gesund sein. Gesund essen bedeutet übrigens nicht, genussfrei essen - das Gegenteil ist der Fall. Rohköstler berichten, dass man mit der Zeit viel mehr Facetten herausschmeckt. Das kann ich bestätigen: mein Geschmackssinn hat sich nach der Umstellung auf die gesunde Ernährung wieder regeneriert. Ich schmecke jetzt zum Beispiel die volle Bandbreite der Kräuter aus dem Essen heraus. Für meine Zunge fühlt sich die Kombination aus Mango und Banane nach Party an.

Nach etwa einem halben Jahr hauptsächlich Rohkost wollte ich einfach mal so zum Testen eine Bratwurst essen. Immerhin lebe ich in Thüringen und da gibt es gefühlt alle 200 Meter einen Bratwurststand. Ich biss also ab und mein Gesicht verzog sich sofort. Was ich da plötzlich an Geschmacksverstärkern und Zusatzstoffen heraus schmeckte war erstaunlich und gleichzeitig entsetzlich. Auch mochte ich die Konsistenz auf einmal nicht mehr und spuckte das Stück wieder aus. Früher lief mir bei dem Geruch von Bratwurst das Wasser im Mund zusammen, heute finde ich dies widerlich.

Was einem schmeckt und was nicht, ist definitiv anerzogen. Wenn man seinem Körper die Chance dazu lässt, wird er sich wieder an den ursprünglichen Zustand zurück erinnern. Bestes Beispiel sind Kinder, mein Kollege erzählte mir neulich: „Also die Bananen müssen wir zum Abendessen verstecken, sonst isst das Kind das Wurstbrot nicht." Recht hat das Kind!

Mach dir bewusst, WAS du da vor dir auf dem Tisch liegen hast. Würdest du diesen saftigen Rollbraten essen wollen, wenn du das tote Ferkel auf dem Teller anschneiden müsstest? Wenn ja „Mahlzeit!", wenn nein dann Hände weg davon! Würdest du die Milch trinken wollen, wenn du dafür direkt vom Euter der Kuh saugen müsstest? Wenn ja „Guten Appetit", wenn nein dann trink dies nicht! Vertraue wieder mehr deinem ureigenen Instinkt und folge ihm. Dein Körper weiß ganz genau was gut für ihn ist.

Du kannst zwar wegsehen und dein Verstand kann dir sagen „Das ist total lecker!" aber dein Bauch kann die Augen nicht davor verschließen. Geprägt durch die Parolen der „allgemein gängigen Meinung" sagt dir dein Kopf „das kann nicht schlecht sein denn das sind doch nur Spaghetti mit fruchtiger Tomatensauce". Für deinen Magen ist das aber immernoch Hartweizengrieß und Hühnerei mit Tomatenpulver, Weizenmehl, pflanzlichem Fett, Jodsalz, Zucker, Stärke, Geschmacksverstärker Mononatriumglutamat, Aroma, Speckfett (Speck, Rauch), Zwiebeln, Knoblauch, Muskatnuss, Kräutern, Verdickungsmittel Guarkernmehl, Säuerungsmittel Citronensäure und Ascorbinsäure.

Auf den ersten Blick mag da ein harmloses Eis stehen mit der Beschreibung „Bourbon-Vanille-Eis verfeinert mit Schlagsahne". Auf den zweiten Blick verbirgt sich dahinter: entrahmte Milch, Glukosesirup, Kokosfett, Zucker, Schlagsahne (5,7%), Molkenerzeugnis, Bourbon-Vanillearoma, Gemüsekonzentrate (Karotte, Kürbis), Emulgatoren Mono- und Diglyceride von Speisefettsäuren, Verdickungsmittel Johannisbrotkernmehl und Guarkernmehl, Invertzuckersirup, gemahlene extrahierte Vanilleschoten, Saflorkonzentrat, Säuerungsmittel Citronensäure, Speisesalz, Sonnenblumenöl und Zitronensaftkonzentrat.

Dein Bauch kann sich diese Gerichte nicht „schönreden" und muss die vielen unerwünschten leeren Kalorien durch deinen meterlangen Darm bringen. Mal ganz abgesehen von den verschiedenen nicht-verwertbaren oder giftigen Stoffen, die er in Fett packen und dann irgendwohin ablagern muss. Da hilft nur eines: wieder ehrlich sein zu seinem Bauch, zu seinem eigenen Körper und zu einem selbst insgesamt. Das heißt im Einkaufsladen auf der Rückseite das Kleingedruckte lesen und die Packung zurück ins Regal stellen wenn da unaussprechbare bzw. im Labor künstlich hergestellte Zutaten aufgelistet sind.

Je mehr der Körper „saubere" und wertvolle Kost erhält, desto weniger muss er entgiften. Dann haben Darm und Nieren weniger zu tun und die Haut letztendlich auch. Wenn aber Darm und Nieren mit dem Entgiften nicht mehr hinterherkommen, dann versucht der Körper automatisch als nächstes die Gifte über das größte unserer Organe auszuleiten: die Haut. Sie wird dann wund und trocken, was wiederum brennt und juckt wie verrückt.

In meinem Fall zum Beispiel waren die Nieren durch den täglichen Kortison-Gebrauch und meine Ernährung dermaßen geschwächt, dass mein Körper so gut wie hundert Prozent über die Haut entgiften musste. Er hatte gar keine andere Wahl. Jetzt mit dem sehr hohen Rohkostanteil in meinem Speiseplan merke ich, dass sich meine Nieren wieder erholen und auch alle anderen Organe wieder besser funktionieren.

Beim Haut-Thema Akne haben verschiedene Studien festgestellt, dass dieses Hautbild komplett verschwindet, wenn man keine tierischen Eiweiße konsumiert. Ich möchte an dieser Stelle nicht weiter ins Detail gehen was das Thema Tiere essen angeht - schau dir bei Interesse Dokumentationen wie den Film Earthlings an (earthlings.de). Egal wie bio das Steak ist: es gibt kein Fleisch von glücklichen Tieren, es gibt nur Fleisch von toten Tieren.

Leckerschmecker

An dieser Stelle möchte ich ein paar Ideen teilen, die in unserer Küche sehr beliebt sind und auch deinen Regenbogen in allen Farben erstrahlen lassen können.

Die Zutaten sind so bio wie möglich, roh und damit vollgepumpt mit Nährwerten und Vitaminen. Tahini, Kakao, Kokosöl bzw. Kokosmus bestelle ich online beim Rohkost-Versand raw-living.de.

Wir haben uns einen leistungsstarken Standmixer zugelegt, der so ziemlich jeden Tag im Einsatz ist. Wenn wir reisen oder länger unterwegs sind, haben wir einen Personal Blender dabei, sozusagen den kleinen Bruder des Standmixers.

Grüner Saft

Im Winter besteht unsere tägliche Dosis Grün aus Feldsalat, jungen Spinatblättern oder Grünkohl. Im Frühling, Sommer und Herbst nehmen wir selbstgepflückte Wildkräuter aus unserem Garten, also Löwenzahn, Taubnessel, Klee, Gänseblümchen oder Giersch. Der Geschmack dieser „wilden" Version ist wunderbar vollmundig und sehr intensiv.

Für den grünen Saft stopfen wir den Standmixer mit Grünem voll, füllen Wasser auf bis die Blätter bedeckt sind und lassen den Mixer auf der höchsten Stufe für etwa eine Minute drehen. Das Ergebnis quetsche ich dann mit einem großen Löffel durch ein Sieb.

Das feine grüne Wasser mischen wir 50:50 mit Lieblingsfruchtsaft und fertig ist der Superdrink, der lange satt macht. Den Trester (also das was im Sieb hängen geblieben ist) muss man nicht wegschmeißen, sondern kann ihn beim Fruchtmus (Seite 46) mitverwenden.

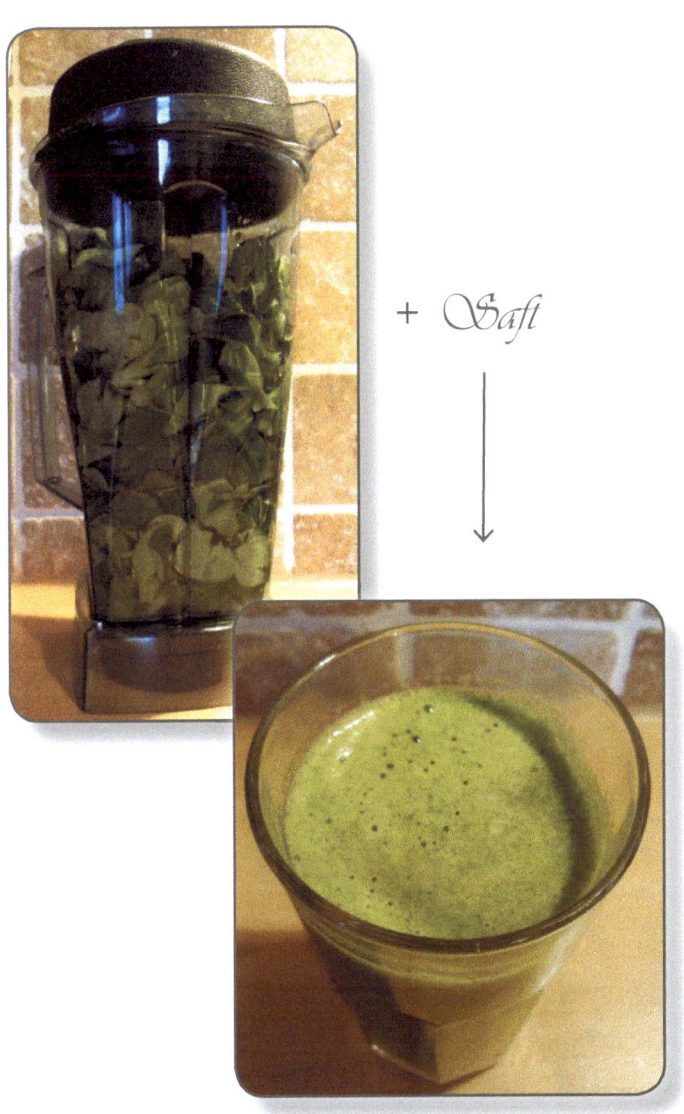

+ *Saft*

Bananen-Schokolade-Snack

Für meinen Energieschub inklusive massiven Glücks-Flash sorgt dieses simple Rezept. Ich esse es häufig auf Arbeit als Mittagessen zusammen mit jeder Menge Bananen dazu. Schokolade und Bananen sind für mich eine der top Geschmackskombinationen. Etwa 30 Minuten nach dem Snack wächst eine Art warmes Glückgefühl im Herz, was dann auf den ganzen Körper und darüber hinaus ausstrahlt. In solchen Momenten möchte ich am liebsten alle meine Kollegen umarmen.

Am Anfang fühlte es sich seltsam an, in der Kantine oder am Arbeitsplatz sechs/sieben Bananen zu essen. Die ungläubige Frage „Kriegt man davon nicht Verstopfung?!?" habe ich unzählige Male lächelnd verneint. Mein Rekord liegt bei elf Bananen... Es hat sich schnell herumgesprochen, dass ich irgendwie anders esse. Und siehe da: die Leute um mich herum trauen sich jetzt ebenso mehr als eine Banane am Stück zu essen.

Für das Schokomus mische ich Kokosöl und Sesam-Mus (auch Tahini genannt) im Verhältnis 1:1. Dann gebe ich so viel rohen Trinkkakao hinzu bis es schokoladig genug schmeckt. Wem das Ergebnis noch nicht süß genug ist, kann noch Ahornsirup hinzugeben.

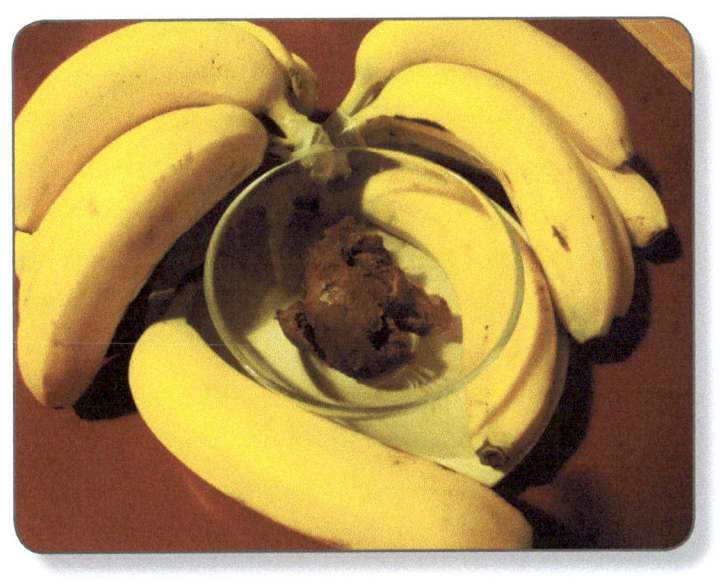

Fruchtmus

Diese Leckerei bereite ich mir zu, wenn der kleine Heißhunger kommt. Oder wenn ich Appetit verspüre und trotz Blick in den prallen Kühlschrank irgendwie keine rechte Freude aufkommen möchte. Das Fruchtmus ist fix hergestellt: In den Standmixer kommen 2-3 Lieblingsfruchtsorten, etwas Grünes, je nach Geschmack Zimt oder Vanille und etwas Wasser. Eine halbe Minute mixen, fertig.

Das Grüne kann sein: Blattsalat, Babyspinat, Feldsalat oder der Trester vom grünen Saft (Seite 42). Wir verwenden oft und gerne gefrorene Früchte, dann ist die Konsistenz ähnlich der von eiskaltem Milchshake und herrlich erfrischend.

Meine große Tochter nimmt jeden Tag eine Schale Fruchtmus mit in den Kindergarten und isst dies als Dessert nach dem Mittagessen. Die Fotos zeigen eine superleckere Spinat-Erdbeeren-Zimt-Bananen-Kreation.

Den Rest vom Fruchtmus fülle ich gern in Eisförmchen und stelle diese in den Gefrierschrank. Einen Tag später gibt es dann 100% gesundes Schleckereis.

Spinat kann so lecker sein

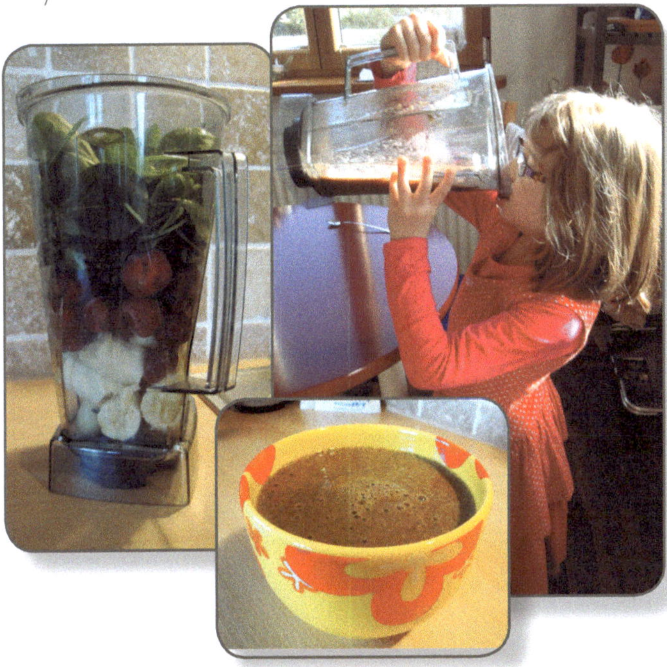

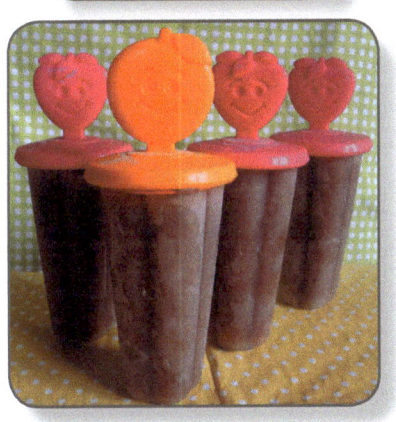

Eiscreme

Dieses Rezept war für mich die absolute Erleuchtung und Rettung für das sommerliche Verlangen nach süßem, himmlisch cremigen Eis. Und das allerbeste: man kann ohne schlechtes Gewissen so viel davon essen wie man möchte. Diese Rohkost-Eiscreme ist der absolute Hit bei jedem Kindergeburtstag. Es fühlt sich einfach toll an, wenn man den Kindern auf die Frage nach noch mehr Eis antworten kann „Na klar, esst so viel wie ihr schafft!"

Das Rezept ist sowas von einfach und schnell zubereitet, dass man es kaum glauben kann. Die Basis sind gefrorene Bananen: sehr reife oder auch überreife Bananen schälen und in einem verschlossenen Gefäß über Nacht in den Gefrierschrank legen. Wir haben immer eine große Schachtel davon als Vorrat.

Für Vanille-Eis die gefrorenen Bananen in kleinere Stücke brechen und zusammen mit etwas Vanille (Extrakt oder aus der Schote) in die Küchenmaschine mit dem S-Messer geben. Nach etwa einer Minute hat man supercremiges Eis.

Für Schokoeis gibt man zu der obigen Beschreibung etwas rohen Kakao in die Küchenmaschine mit hinzu. Et voilà!

Für Fruchteis die Lieblingsfrüchte (z.B. Erdbeeren oder Mango) pürieren und dieses Mus mit den gefrorenen Bananen und einer Prise Zimt in die Küchenmaschine hinzugeben. An den intensiven Geschmack dieses Erdbeereises kommt nix anderes heran!

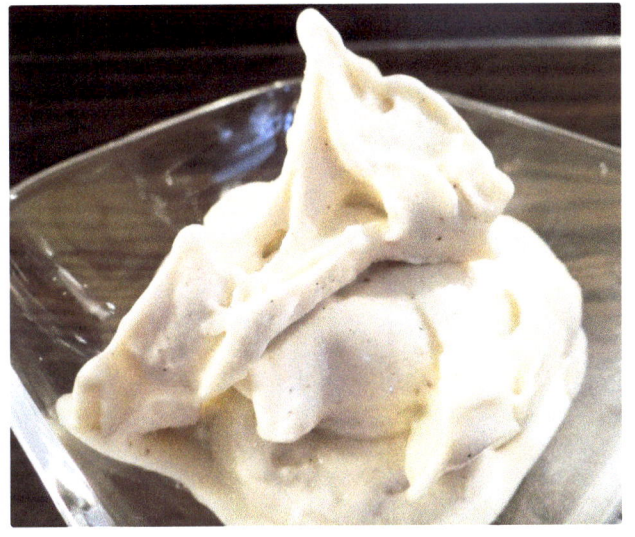

Kokoskonfekt

Dies ist mein absoluter Favorit wenn der süße Zahn nach Nahrung fragt. Ich verwende dazu kleine flexible Förmchen aus Silikon. Du benötigst Kokosmus und Trink-Kakao (das ist roher Kakao gesüßt mit etwas Kokosblütennektar). Punkt.

Für das Konfekt halb weiß halb braun das Kokosmus im Wasserbad langsam erwärmen bis es flüssig ist, die Silikonförmchen zur Hälfte befüllen und dann in den Gefrierschrank legen. Schon nach etwa zwei Minuten ist das Mus in den Förmchen wieder hart.

Anschließend in einer kleinen Schüssel so viel Trinkkakao mit dem flüssigen Kokosmus vermischen, dass es schokoladig genug schmeckt. Das Ganze in die Silikonförmchen füllen und nochmal in den Gefrierschrank geben. Fertig ist die Leckerei.

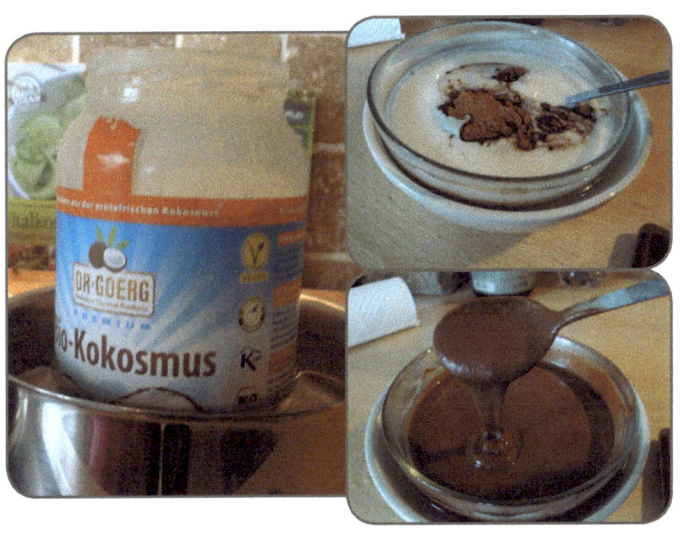

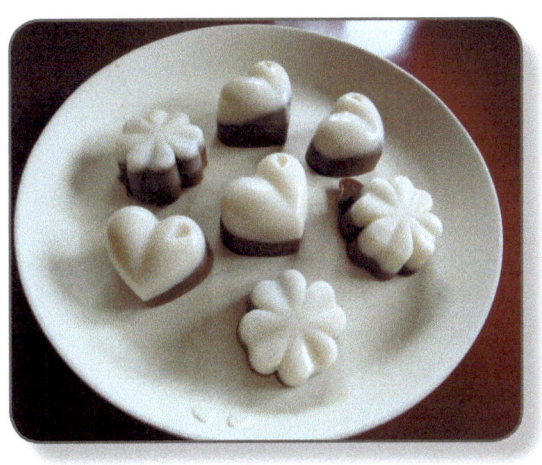

Augenschmaus

Das Schöne bei der Rohkost ist, dass die Zutaten sehr farbenfroh sind. Der Anblick einer Schale mit Bananenstücken, Himbeeren und Blaubeeren lässt einem direkt das Wasser im Mund zusammenlaufen. Unsere Teller fürs Abendessen oder die Mahlzeiten zwischendurch sind ein Fest für die Augen.

Übrigens: nicht umsonst ist bei der Werbung für Wurst oder Käse immer Rohkost hübsch dazu garniert. Der Klops oder Edamer alleine löst nicht so viel Appetit in unserem Gehirn aus. Liegen aber Tomaten, Paprika oder Weintrauben mit auf dem Foto, so läuft uns automatisch das Wasser im Mund zusammen. Genau dies ist auch der Grund für das obligatorische Salatblatt bei den Hamburgern.

Erst neulich las ich begeistert, dass eine große Fast-Food-Kette in den USA bald auf mehr Frisches und Grünes bei ihrem Angebot setzen möchte. Das Ganze mal weitergesponnen... wie wäre es mit einer Rohkost-Restaurant-Kette? Rohkost ist ja tatsächlich Fast Food, also schnelles Essen: es muss nichts erst gekocht, gebacken oder angebraten werden. Hach, das wäre ein echtes Plus für unsere Gesellschaft.

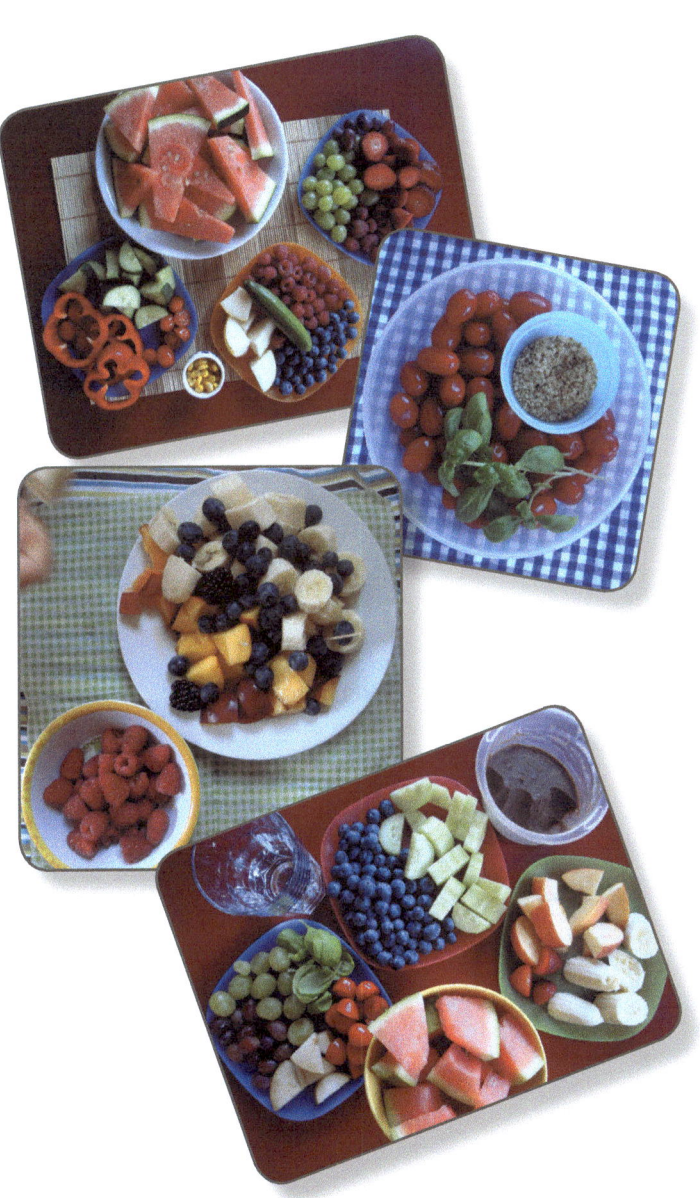

Echt stark

Mal ganz abgesehen von gesunder Ernährung kannst du deinen Körper, dessen Immunsystem und damit auch deine Haut noch zusätzlich durch verschiedene Dinge stärken. Hier ein paar Ideen:

Gehe regelmäßig raus an die frische <u>Luft</u>, wenn irgend möglich jeden Tag. Das kann ein Spaziergang im Park sein, ein Picknick auf der Wiese oder eine kleine Laufrunde durch den Wald. Jede einzelne Zelle unseres Körpers kann ihre Arbeit nur einwandfrei durchführen, wenn sie ausreichend Sauerstoff zur Verfügung hat. Damit einher geht bewusstes Atmen. Atmest du bewusst und tief oder eher flach? Wusstest du, dass der Körper zum allergrößten Teil über die Atmung entgiftet? Je tiefer du atmest, desto mehr unterstützt du Darm und Nieren bei ihrer Arbeit, desto weniger muss über die Haut entgiftet werden.

Trinke viel <u>Wasser</u>, am besten gleich ein großes Glas voll direkt nach dem Aufstehen. Unser Körper besteht zu 75% aus Wasser und all dieses muss täglich erneuert werden. Ich versuche jeden Tag zwei bis drei Liter Quellwasser zu trinken. Während der Zeit meiner Schwangerschaften hatte ich so gut wie keine Wassereinlagerungen. Ich trank täglich etwa vier Liter, mein Körper bekam ausreichend Flüssigkeit und musste nichts „für trockene Zeiten zurückhalten". Und nein, andere Flüssigkeiten wie Limonaden und Kaffee zählen hier nicht. Unser Gehirn kann mit Cola einfach nicht dieselbe Leistung bringen wie mit Wasser.

Alles was die <u>Durchblutung</u> anregt, hilft unserem Körper toxische Stoffe schneller abzutransportieren. Je kräftiger das Herz unser Blut durch den Körper pumpt desto besser. „Für Sport habe ich aber gar keine Zeit" wirst du vielleicht rufen - musst du auch nicht haben. Eine Minute reicht vollkommen aus um dein Herz daran zu erinnern was es kann. Stelle die Stoppuhr ein und los geht's: eine Minute im schnellen Wechsel flach auf den Boden hinlegen und dann sofort wieder aufstehen. Wer noch etwas mutiger ist probiert es mit Wechselduschen. Immer im Wechsel 20 Sekunden kühl, dann wieder 40 Sekunden wunderschön warm, so oft wie du es aushältst, Kreischen ist erlaubt.

Apropos <u>Entgiften</u>: in der Zeit zwischen Aufstehen und etwa Mittag entgiftet unser Körper am effektivsten. Deshalb wäre es günstig in dieser Zeit nur leichtes Essen zu sich zu nehmen. Also zum Beispiel Früchte, ein großer Smoothie, grüne Säfte oder einfach nur viel frisches Wasser. Wenn sich über viele Jahre lang Gifte im Körper angesammelt haben, muss unser Darm oft Schwerstarbeit leisten um den „Müll" wieder loszuwerden und abzutransportieren. Was hier bei Erwachsenen sehr gut helfen kann sind Einläufe. Mit warmem Wasser, sonst nichts - sozusagen duschen von innen. In meiner Umstellungsphase von Kochkost auf Rohkost habe ich mit großem Erfolg diese simple Hilfe öfters genutzt, immer dann wenn ich meiner Haut angesehen habe, dass mein Darm gerade überfordert ist.

Viele von uns verbringen die meiste Zeit des Tages mit fremdbestimmten Tätigkeiten und das in einer starren Körperhaltung am Arbeitsplatz, vor dem Fernseher oder am PC. Wer sein Außen bewegt, bleibt auch innerlich beweglich. Unser Körper ist dazu da um sich zu <u>bewegen</u> und nicht um still da zu sitzen. Wie wäre es mit toller Musik und dazu tanzen? Oder sich ausgiebig dehnen und strecken? Bewegung setzt viel Energie frei und lässt das Herz leichter werden. Kleine Kinder zum Beispiel rennen und drehen sich für ihr Leben gern. Es macht sie einfach glücklich ihren Körper zu spüren. Alles was dich glücklich macht, macht dich auch stark und gesund durch die Ausschüttung entsprechender Hormone. Je glücklicher deine Seele ist, desto wohler fühlst du dich in deiner Haut. Jochen Mariss bringt es auf den Punkt: „Wir sollten viel öfter von ganzem Herzen etwas tun, das kein Ziel verfolgt, keine Eile hat und sich nicht lohnen muss."

Für eine tolle Haut braucht es auch ein gesundes Selbstbewusstsein. Wer sich selbst als wertlos ansieht und beim Blick in den Spiegel die Nase rümpft, der wird sich nie in seiner Haut wohlfühlen. Mag sein, dass du dich gerade mies und planlos fühlst, doch erinner dich immer daran: <u>du bist wertvoll</u>. Genau so wie du bist, bist du genau richtig. Du bist vollgestopft mit Talenten, Leidenschaften, Liebe und Stärken. Gehe deinen ureigenen Weg durchs Leben und vieles wird sich auf einmal leichter anfühlen, weil es genau richtig für dich ist. Lass los, was dich traurig und schwer macht und sei nicht nachtragend. Vergib Menschen, die dir seelische Schmerzen bereitet haben und vergib dir selbst dafür, dass du es überhaupt zugelassen hast dich von ihnen verletzen zu lassen. Sprich positiv über dich selber und über andere, damit das universelle Gesetz der Anziehung mehr und mehr schöne Dinge in deinen Lebenslauf streut. Für das Glück in deinem Leben bist du selbst verantwortlich... oha, ich merke schon: an dieser Stelle könnte ich noch seitenweise weiter philosophieren. Hm, vielleicht werde ich meine Gedanken hierzu in einem weiteren Buch zu Papier bringen :o)

Ekzem ist durchaus heilbar

Was zeigt meine Geschichte? Ekzem ist heilbar, und wie! Vorbei sind die Jahrzehnte endlosen Eincremens und furchtbarer Schmerzen. Dieses Gefühl von Freiheit ist unbeschreiblich schön: nicht mehr von Medikamenten abhängig sowie auf Ärzte angewiesen zu sein. Mit Hilfe ganz natürlicher Mittel habe ich die Neurodermitis wie einen alten Mantel abgelegt und bin heute sowas von glücklich und zufrieden. Ich bin felsenfest davon überzeugt, dass das was mir beim Heilen geholfen hat auch allen anderen Menschen mit Ekzem helfen kann. Warum auch sollte es nur bei mir funktionieren?
Sicherlich, es ist bequemer zu sagen „Ich kann nix für meine Haut, die ist halt so. Nur der Arzt kann mir helfen." als sein Leben selbst in die Hand zu nehmen und allein die volle Verantwortung zu übernehmen. Die Macht über den Zustand des eigenen Körpers hat genau eine Person: man selbst und kein anderer. Jeder Mensch spürt intuitiv was ihm gut tut und was nicht. Diese Entscheidungen sollten nicht von anderen Leuten getroffen werden, sondern nur von dir. Denn es ist dein Körper und nicht der der anderen. Es ist dein Leben und nicht das deines Arztes, deiner Eltern, deiner Kollegen, deiner Freunde oder sonst welcher Personen die meinen sie müssten dir vorschreiben was zu tun ist. Gehe raus in die Natur, mache einen langen Spaziergang an frischer Luft und höre in dich hinein. Manche Leute nennen es Intuition oder die innere Stimme, manche nehmen dann bestimmte Gefühle ganz deutlich wahr. Ich nenne es Bauchgefühl - genau diesem folgst du und alles andere ergibt sich von selbst. Ja, du hast richtig gelesen: du bist nicht das Opfer deines Schicksals, sondern der Superheld deines Lebens. Ja, du trägst die Gesundheit deines Körpers in alleiniger Verantwortung. Und ja, du hast die Macht etwas zu bewegen und zum Besseren zu verändern.
Es ist den Versuch absolut wert. Und der günstigste Zeitpunkt damit anzufangen ist jetzt - genau jetzt. Nächstes Jahr um diese Zeit wirst du dir wünschen heute begonnen zu haben. Mach was draus und hab Spaß dabei!

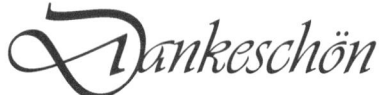

Viele Menschen geben mir auf meinem Weg zu mir selbst und meinem Glück neue Impulse, allen voran meine beiden Kinder.
Es inspirieren mich (in alphabetischer Reihenfolge):

> Anja Ungelenke
> Claudia Häußer
> FullyRaw Kristina
> Marion Eberschweiler
> Markus Rothkranz
> Nadine Hagen
> Nena
> Ralph Smart
> Robert Betz
> Ruediger Dahlke
> Teal Scott

Ein besonders herzliches Dankeschön gilt meinem Schicksal: Samstagmorgen, Schiebetür vom Auto zu und meine Hand dazwischen. Erst Riesenschreck und dann Riesenerleichterung: Knochen nicht gebrochen. Eine Woche krankgeschrieben. Ohne diese aufgezwungene Arbeitspause würde es dieses Büchlein nicht geben.

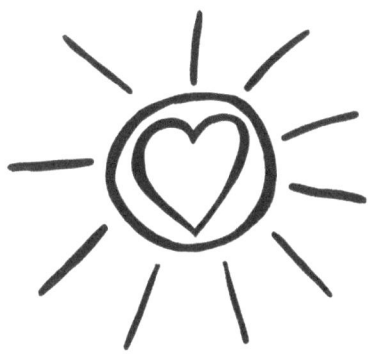

Zur Autorin

Marika Wendler ist Jahrgang 1981 und diplomierte Medienwissenschaftlerin. Seit frühester Kindheit litt sie stark an Neurodermitis, später auch an Allergien, Heuschnupfen und Asthma.
2011 begann die Autorin alternative Heilmöglichkeiten anzuwenden und das mit großem Erfolg: seit 2013 lebt sie nahezu beschwerdefrei.
Marika Wendler hat zwei Kinder, wohnt mit ihrer Familie in Thüringen und inspiriert Menschen auf dem Weg zu einem gesunden und dadurch glücklichen Leben.

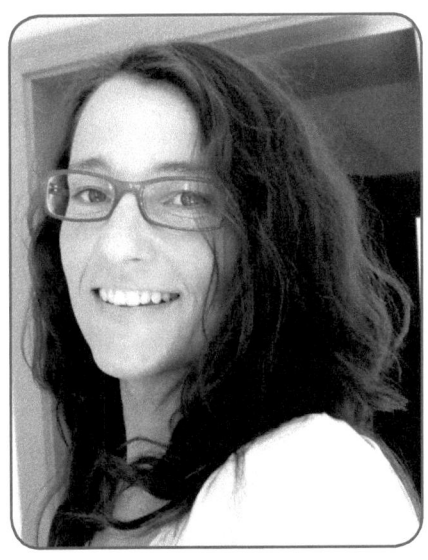

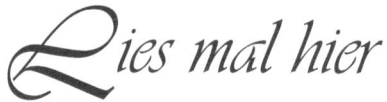

Lies mal hier

Die folgenden drei Bücher waren echte Meilensteine auf meinem Weg zum neuen Leben ohne Neurodermitis. Sie haben mir die Augen weit geöffnet und deshalb empfehle ich sie gern weiter:

„Heile dich selbst. Das Handbuch für alle, die gesund, glücklich und lange leben wollen" von Markus Rothkranz.
ISBN 3939570885

„Das Buch der Kinder. Sei einfach du selbst" von Osho
ISBN 3548741096

„Krankheit als Symbol. Handbuch der Psychosomatik und Integralen Medizin - Symptome, Be-Deutung, Bearbeitung, Einlösung" von Ruediger Dahlke
ISBN 3570122654

Du hast Fragen oder möchtest weitere Informationen? Schreibe an: ekzemfrei@marika-wendler.de - ich freue mich über deine Mail und möchte dir gerne weiterhelfen.